L'HYGIÈNE DE LA BOUCHE

ET

DES SOINS DE PROPRETÉ

PAR

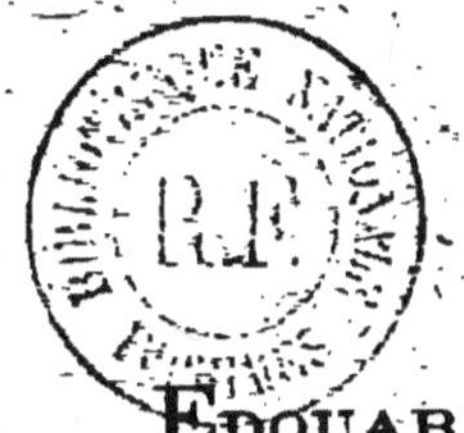

Edouard PAPOT

Chirurgien Dentiste

Lauréat de la Société académique de la Marne
Membre correspondant de l'Académie des Lettres, Sciences
et Arts, de la Province.

La Propreté est une vertu,
L'incurie est un vice.

CHALONS-SUR-MARNE

IMPRIMERIE F. THOUILLE, RUE D'ORFEUIL, 3

—

1886

CONSULTATIONS

DE MIDI A CINQ HEURES

MATINÉES RÉSERVÉES

aux rendez-vous

L'HYGIÈNE DE LA BOUCHE

ET

DES SOINS DE PROPRETÉ

PAR

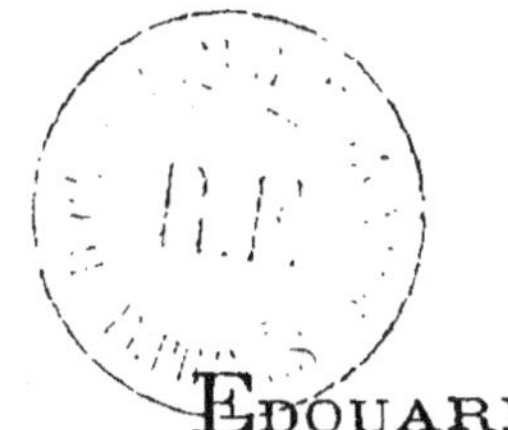

Edouard PAPOT

Chirurgien Dentiste

Lauréat de la Société académique de la Marne
Membre correspondant de l'Académie des Lettres, Sciences
et Arts, de la Province.

La Propreté est une vertu,
L'incurie est un vice.

CHALONS-SUR-MARNE

IMPRIMERIE F. THOUILLE, RUE D'ORFEUIL, 3

—

1886

CONSULTATIONS

DE MIDI A CINQ HEURES

MATINÉES RÉSERVÉES

aux rendez-vous

AVANT-PROPOS

A Paris, comme dans les grandes villes, les lycées, collèges ou pensionnats, un dentiste est attaché dans un de ces établissements et est chargé de la surveillance périodique des bouches des élèves.

Ce dentiste dirige le passage de la première à la seconde dentition, époque critique au point de vue dentaire, et de laquelle dépend souvent, pour toute la vie, la santé générale du sujet.

L'incurie, l'ignorance absolue des notions les plus élémentaires d'hygiène dentaire, certains préjugés absurdes, partagés encore aujourd'hui par un grand nombre de familles, enfin le silence que gardent les enfants eux-mêmes, redoutant les opérations nécessaires, tout conspire pour laisser dans nos provinces les jeunes générations, non soumises à des visites obligatoires et périodiques, dans un état d'abandon entraînant une dégénérescence physique, à laquelle nous avons tous le devoir d'apporter remède en en diminuant les causes.

L'importance considérable de la surveillance et de la direction de la dentition, ne devrait plus, à notre époque de progrès, être à démontrer.

C'est certainement assurer une solution favorable en appelant l'attention des chefs de famille, comme des personnes chargées de l'éducation de la jeunesse, sur la création d'un service dentaire.

Il est avéré que, dans une proportion énorme, on peut, sans exagération, porter à cinquante pour cent, dont on peut éviter chez les adultes, les difformités et déviations de l'appareil dentaire, les caries commençantes, et par conséquent tous les inconvénients qui résultent de la destruction des dents, si les enfants de sept à quatorze ans avaient été intelligemment surveillés et dirigés à l'époque de la première à la deuxième dentition.

Faite à propos, l'extraction des dents de lait suffirait, dans le plus grand nombre des cas, chez les sujets sains et bien constitués, à assurer pour l'avenir l'hygiène de la bouche.

Si, dans les lycées et pensionnats de la capitale, cette surveillance est bien organisée, malheureusement manque-t-elle absolument aux enfants dans les maisons d'éducation de notre ville.

Aussi ai-je de tout temps considéré la création d'un *service dentaire* dans nos villes de province, comme une nécessité primordiale d'hygiène, et une partie très importante des devoirs que doit la société envers les générations futures.

L'HYGIÈNE DE LA BOUCHE

Et des Soins de Propreté.

La Propreté est une vertu,
L'incurie est un vice.

Les soins de propreté ont une importance capitale au point de vue de la conservation des dents.

L'expérience de tous les jours prouve que les personnes qui ont l'habitude de parler en public, articulent beaucoup mieux avec de belles et bonnes dents que celles qui en sont dépourvues ou qui les laissent dans un état de malpropreté constant.

Quelle différence aussi, entre le gracieux sourire d'une jeune fille dont les dents sont tenues avec soin et celui d'une de ses compagnes qui se voit obligée, pour dissimuler une bouche mal entretenue, de sourire du bout des lèvres.

Nous recommandons donc (tous les matins), de se brosser les dents énergiquement et sans craindre de faire saigner les gencives, avec une brosse (plutôt dure que molle) préalablement humectée et chargée de poudre dentifrice ; se les frotter dans tous les sens aussi bien à l'intérieur qu'à l'extérieur, et surtout de bas en haut et de haut en bas, de manière à bien faire pénétrer les crins dans les espaces interdentaires.

Il convient en outre, de brosser les dents après chaque repas, pour enlever les substances alimentaires qui auraient pu y séjourner.

Nous recommandons également pour les personnes qui ont les dents délicates ou d'un émail déjà altéré, d'empêcher l'accumulation d'un limon visqueux et jaunâtre qui dépare la bouche de tant de personnes, et dont les couches, d'abord superficielles, finissent par acquérir une épaisseur considérable ; on y parviendra d'autant plus facilement qu'on aura soin d'enlever tous les jours, avec la brosse, celui qui se serait formé pendant la nuit.

C'est une erreur profonde, de croire que l'action mécanique de la brosse, employée sur les dents et les gencives malades détermine de l'irritation, tandis qu'au contraire, cette opération aide puissamment à la guérison.

Nous recommandons encore, après le brossage, de se rincer la bouche avec un élixir dentifrice à la dose d'une cuillerée à café pour un verre d'eau.

Ne jamais négliger, après chaque repas, de faire usage d'un rince-bouche.

Pour les enfants, les soins hygiéniques consistent simplement de nettoyer les dents régulièrement tous les matins avec la brosse humectée de quelques gouttes d'élixir largement étendues d'eau.

Il ne faut jamais se laver la tête avec de l'eau, qu'elle soit froide ou qu'elle soit chaude ; l'évaporation du liquide sur la tête emprunte à celle-ci une assez grande quantité de chaleur dont la perte peut occasionner, non seulement des rhumes, mais encore des douleurs de dents.

Dans les pensionnats, et même dans les familles, nombre d'enfants aiment à se laver la tête sous le robinet d'une pompe. Aussi se plaignent-ils par la suite, de maux de dents qu'ils auraient pu éviter.

Un auteur a dit, quelque part :

« *Lave-toi souvent les mains, plus rarement les pieds et jamais la tête.* »

Quand on veut se nettoyer la tête, il est préférable de se brosser fortement sans faire usage d'eau. La friction sèche facilite la transpiration et ne peut avoir que des conséquences favorables pour la santé.

Comme conclusion, nous répéterons donc que l'hygiène de la bouche demande que chaque jour, matin et soir, après chaque repas, on se nettoie soigneusement les dents, afin d'empêcher l'accumulation des matières alimentaires, et de faire disparaître le limon visqueux qui dépare et empoisonne la bouche.

Nous ne saurions trop recommander aux parents, comme aux personnes chargées de l'éducation des enfants, de faire prendre ces habitudes de propreté si nécessaires à la conservation des organes de la mastication. Plus tard les enfants sauront apprécier l'importance de cette recommandation.

Châlons, imprimerie F. Thouille.

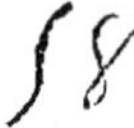